CB065713

V H M

Valter Hugo Mãe

A minha mãe é a minha filha

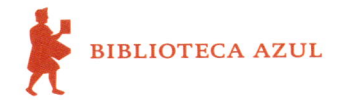

BIBLIOTECA AZUL

Copyright 2023 © Editora Globo s.a.
Copyright 2022 © Valter Hugo Mãe e Porto Editora

Todos os direitos reservados. Nenhuma parte desta edição pode ser utilizada ou reproduzida – em qualquer meio ou forma, seja mecânico ou eletrônico, fotocópia, gravação etc. – nem apropriada ou estocada em sistema de banco de dados, sem a expressa autorização da editora.

Por decisão do autor, esta edição mantém a grafia do texto original e não segue o Acordo Ortográfico de Língua Portuguesa (Decreto Legislativo nº 54, de 1995). Este livro não pode ser vendido em Portugal.

EDITOR RESPONSÁVEL Lucas de Sena
ASSISTENTE EDITORIAL Jaciara Lima
REVISÃO Ellen Maria Vasconcellos
PROJETO GRÁFICO E CAPA Bloco Gráfico
DESIGNERS ASSISTENTES Letícia Zanfolim, Stephanie Y. Shu
ILUSTRAÇÕES Evelina Oliveira

CIP-BRASIL. CATALOGAÇÃO NA PUBLICAÇÃO
SINDICATO NACIONAL DOS EDITORES DE LIVROS, RJ

M16m
  Mãe, Valter Hugo [1971-]
    A minha mãe é a minha filha
  Valter Hugo Mãe
  [ilustração Evelina Oliveira]
  1ª ed., Rio de Janeiro: Biblioteca Azul, 2023
  48 pp., 46 ils.; 18 cm

  ISBN 978-65-5830-181-3

  1. Contos portugueses. 2. Crônicas brasileiras.
  I. Oliveira, Evelina. II. Título.

23-83032   CDD: P869 CDU: 821.134.3(469)

Bibliotecária – Gabriela Faray Ferreira Lopes
CRB-7/6643

1ª edição, Biblioteca Azul, 2023 — 1ª reimpressão, 2023

Direitos exclusivos de edição em língua portuguesa
para o Brasil adquiridos por Editora Globo s.a.
Rua Marquês de Pombal, 25
20.230-240 – Rio de Janeiro – rj – Brasil
www.globolivros.com.br

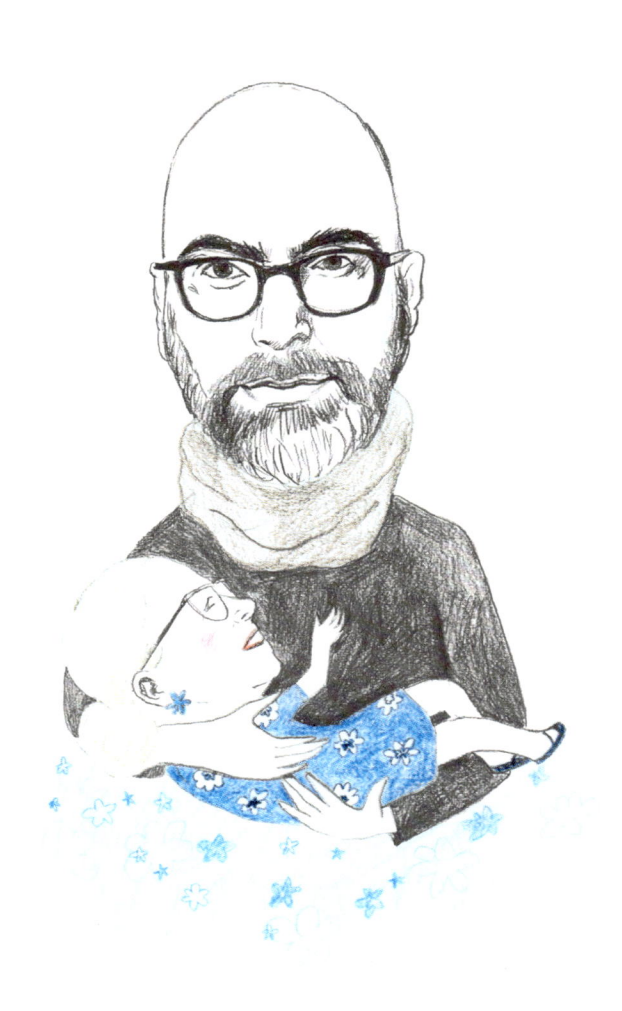

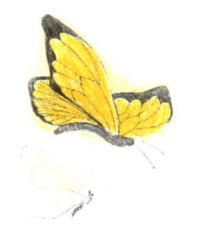

Este livro é, naturalmente, para a minha mãe e para as minhas irmãs e os meus irmãos, mas quero que contenha também um abraço especial a todos quantos cuidam de alguém. Todos quantos usam seu gesto gentil para possibilitar ou facilitar a vida dos que estão à mercê ou simplesmente vulneráveis. Este livro é para quem impede o abandono e exerce a graça de amar acima de qualquer desafio.

A minha mãe é a minha filha. Preciso de lhe dizer que chega de bolo de chocolate, chega de café ou de andar à pressa. Vai engordar e piorar do fígado, vai ficar eléctrica e sem conseguir dormir, vai começar a doer-lhe a perna esquerda, os joelhos, os ossos todos. E depois dirá: ui, filho, dói-me aqui e dói-me ali.

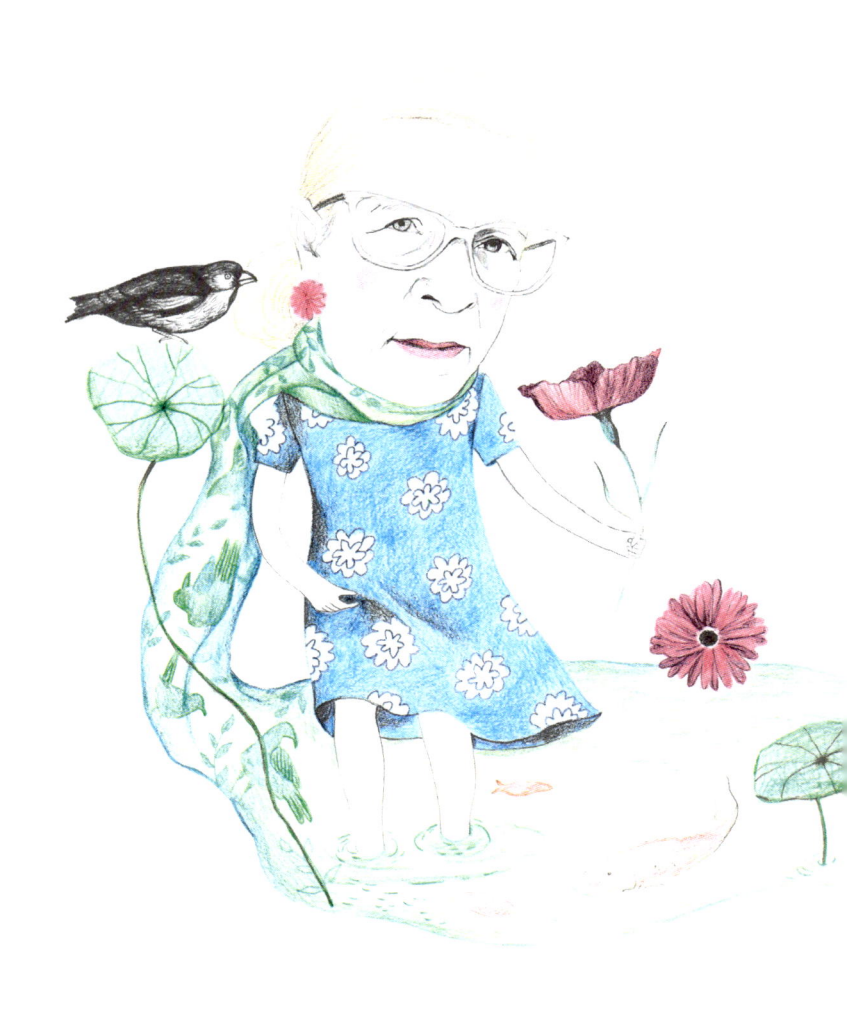

Cuido dos seus mimos. Gosto de lhe oferecer uma carteira nova e presto muita atenção aos lenços bonitos que ela deita ao pescoço e lhe dão um ar floral, vivo, uma espécie de coisa de água que lhe refresca a idade. Escolho apenas cores claras, diurnas. Zango-me com as moças das lojas que discursam acerca do adequado para a idade. Recuso essas convenções que enlutam os mais velhos.

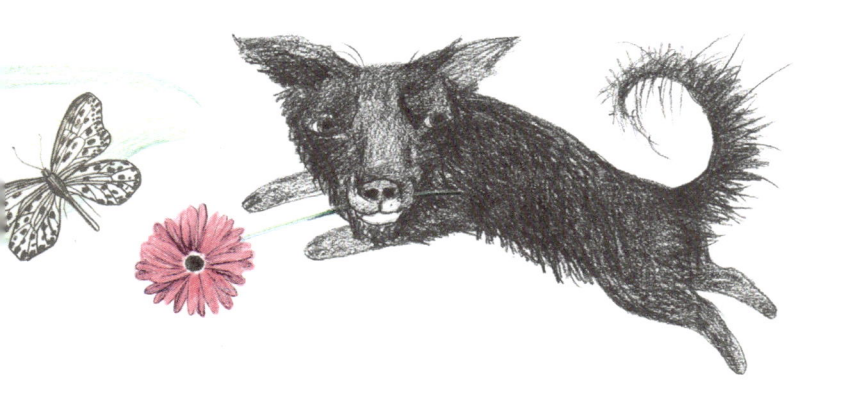

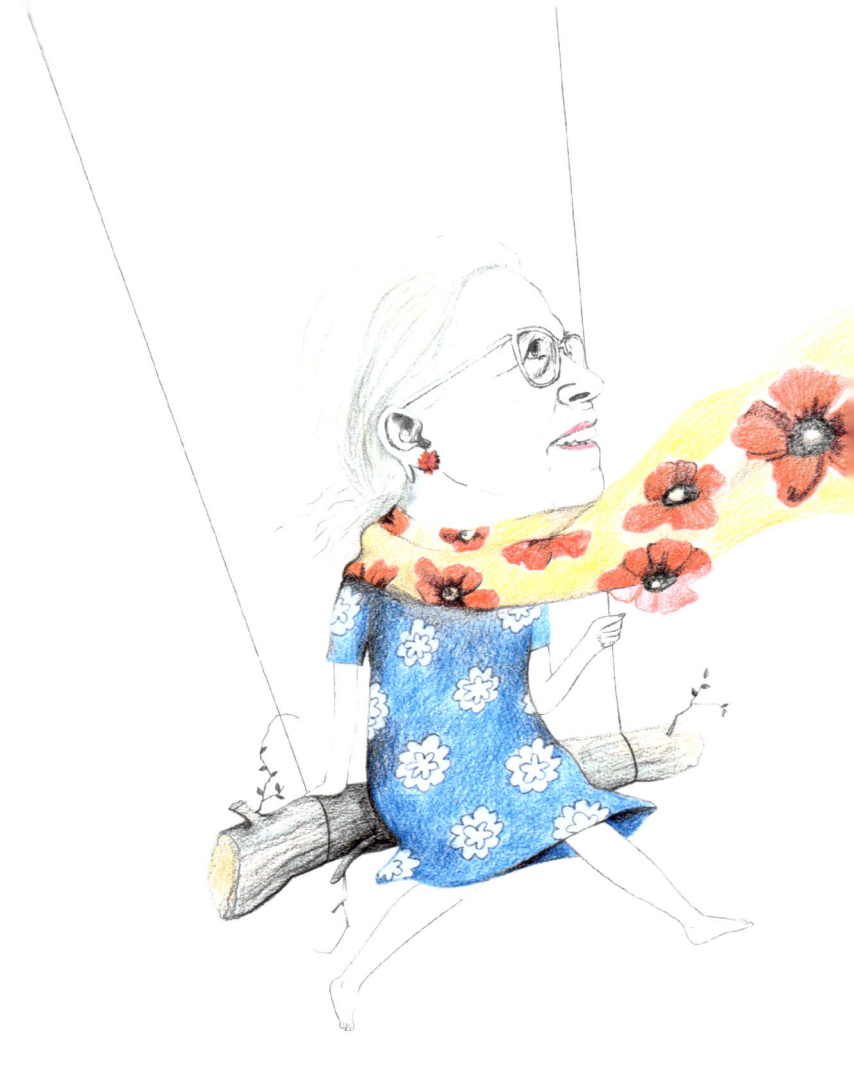

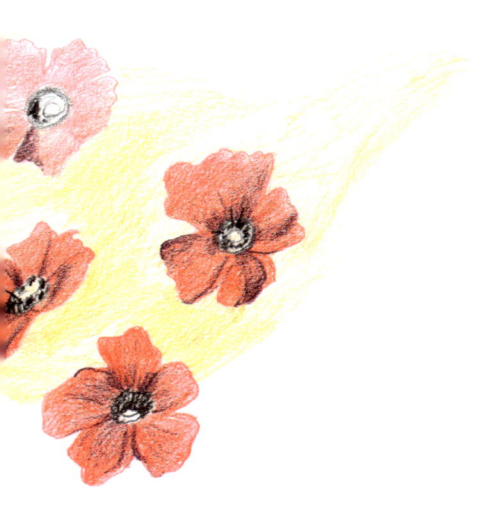

A minha mãe, que é a minha filha, fica bem de branco, vermelho, gosto de a ver de amarelo-torrado, um azul de céu ou verde. Gosto de a ver de cor-de-rosa e salmão.

Algumas lojas conhecem-me.

Mostram-me as novidades.

Encontro pessoas que sentem uma alegria bonita em me ajudar.

Aniversários ou Natal, a primavera ou só um fim-de-semana fora, servem para que me lembre de trazer um presente. Pais e filhos são perfeitos para presentes. Eu daria todos os melhores presentes à minha mãe: chocolates e pérolas redondas, carrinhos telecomandados e cavalos-marinhos, morangos, vasos de plantas bonitas e sapatilhas douradas, livros, quadros e estadias em hotéis com varandas para o largo da paisagem.

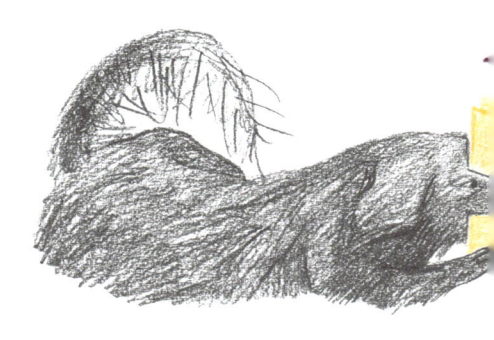

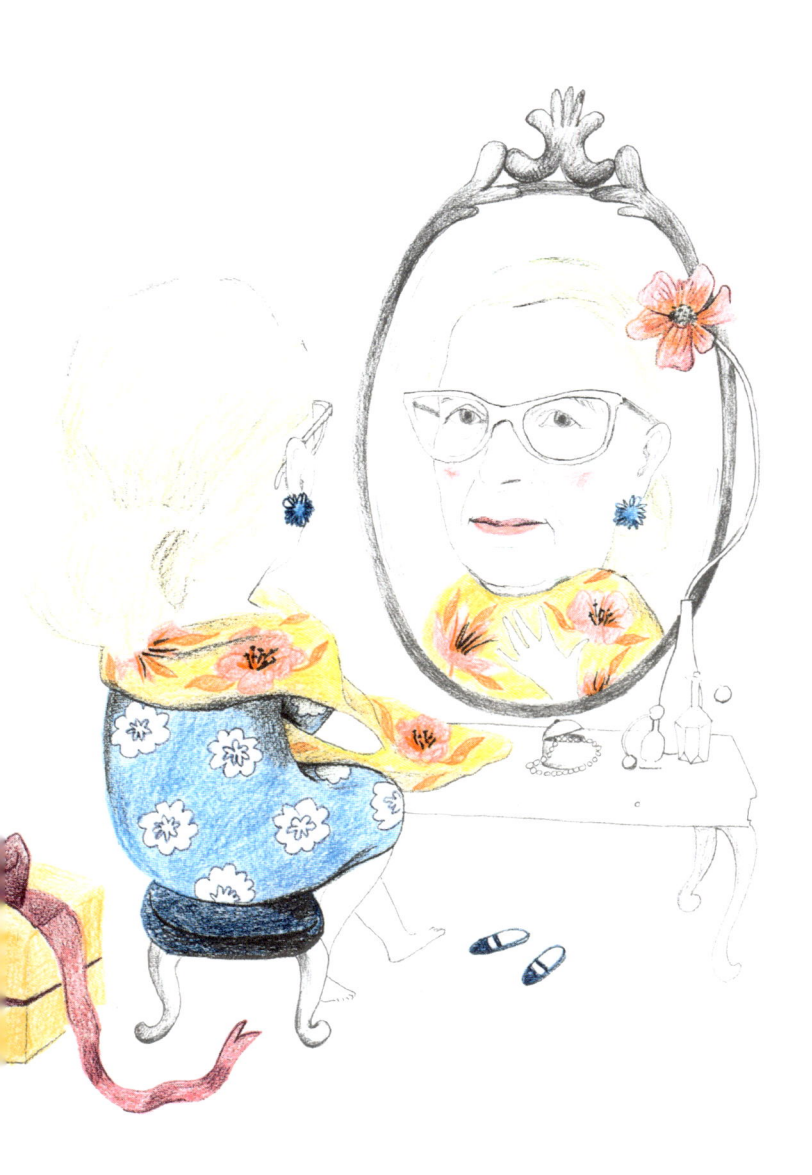

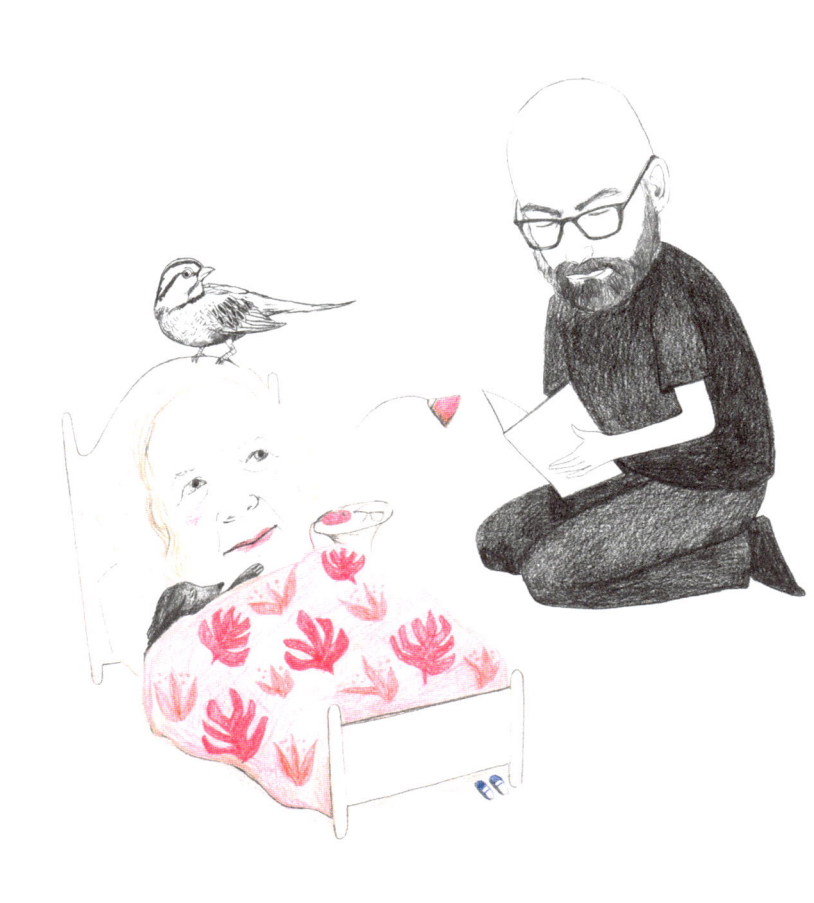

Rabujo igual aos que amam. Quando amamos, temos urgência em proteger, por isso somos mais do que sinaleiros, apontando, assobiando, mais do que árbitros, fiscalizando para que tudo seja certo, seguro. E rabujamos porque as pessoas amadas erram, têm caprichos, gostam de si mesmas com desconfiança, como creio que é normal gostarmos todos de nós.

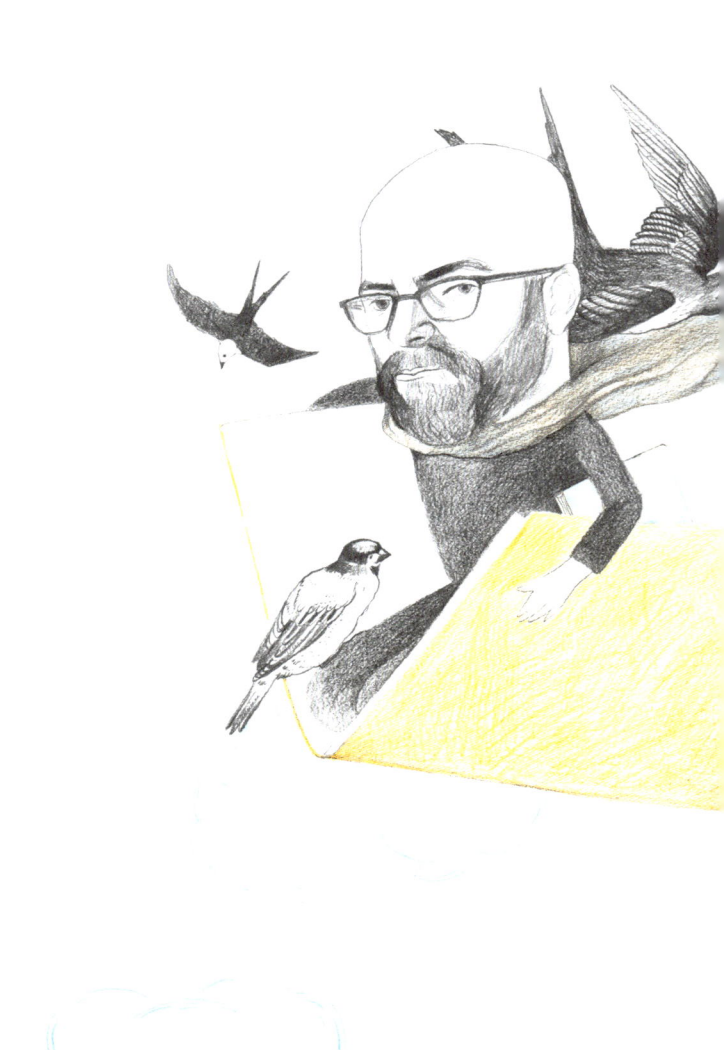

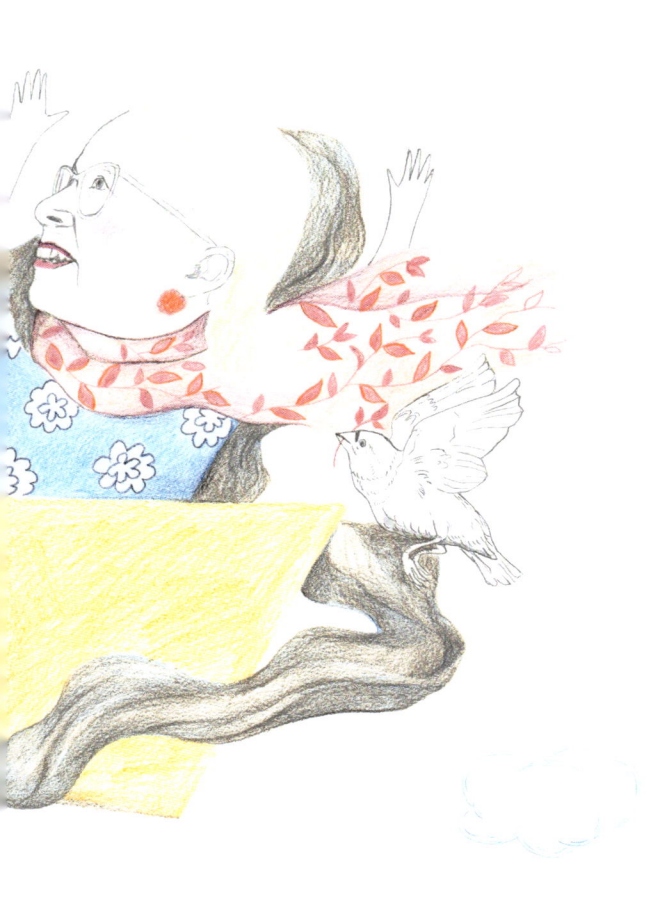

Tenho de estar sempre a inventar festa. Ponho-me a dançar e a cantar para haver sempre alegria.

Tem de haver sempre alegria. Ela é metade do cuidado que precisamos de ter por alguém.

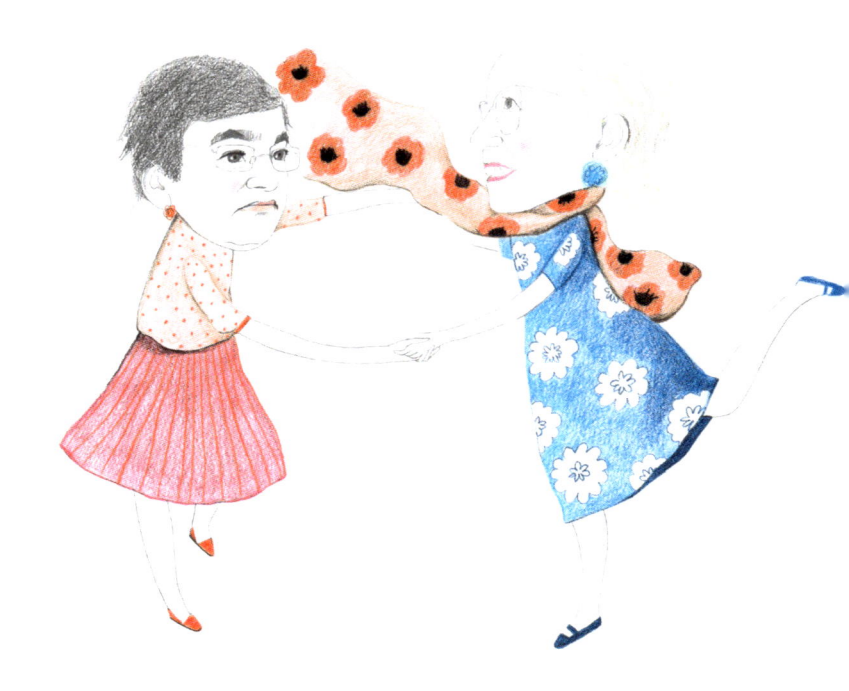

Aos pais e aos filhos tendemos a amar incondicionalmente, mas com medo. Um amigo dizia que entendeu o pânico depois de nascer o seu primeiro filho. Temia pelo azedo do leite, pelas correntes de ar, pelo carreiro das formigas, temia muito que houvesse um órgão interno, discreto, que desfuncionasse e fizesse o seu filho apagar. Fiquei igualzinho. Que medo dos ruídos todos, dos tropeções, das espinhas dos peixes, do estragado das gelatinas de dez calorias, dos que tossem para cima de nós, do torto do chão, dos tapetes, os tapetes todos só servem para atrapalhar o passo da minha mãe.

Quem ama pensa em todos os perigos e desconta o tempo com martelo pesado.
Os que amam sem esta factura não amam ainda. Passeiam nos afectos. É uma outra coisa.

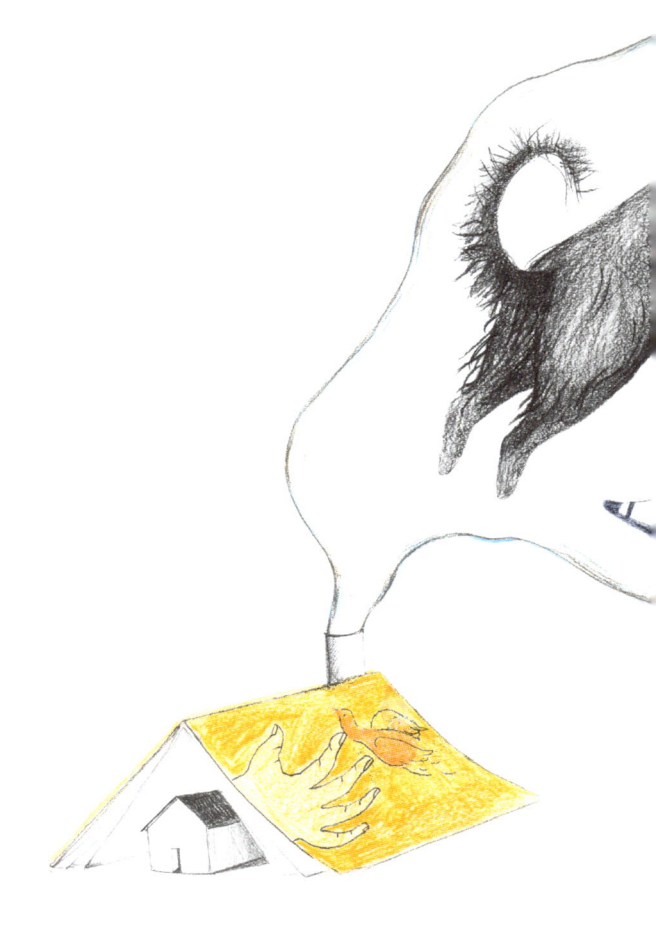

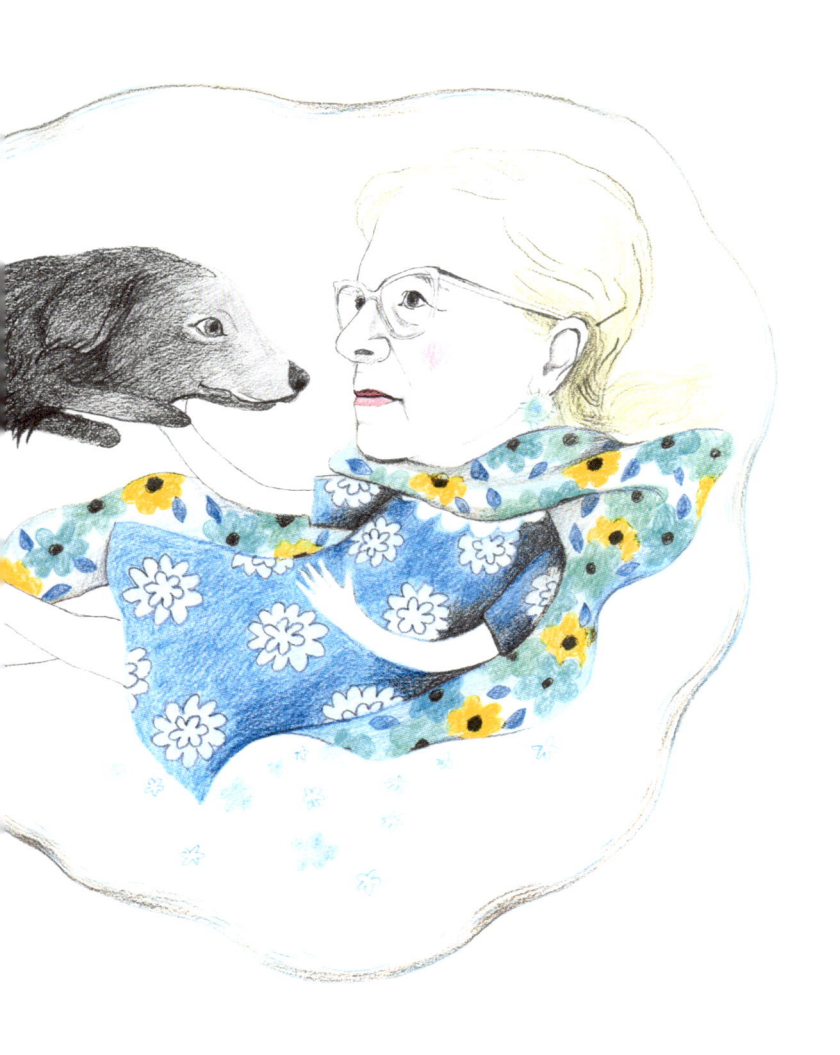

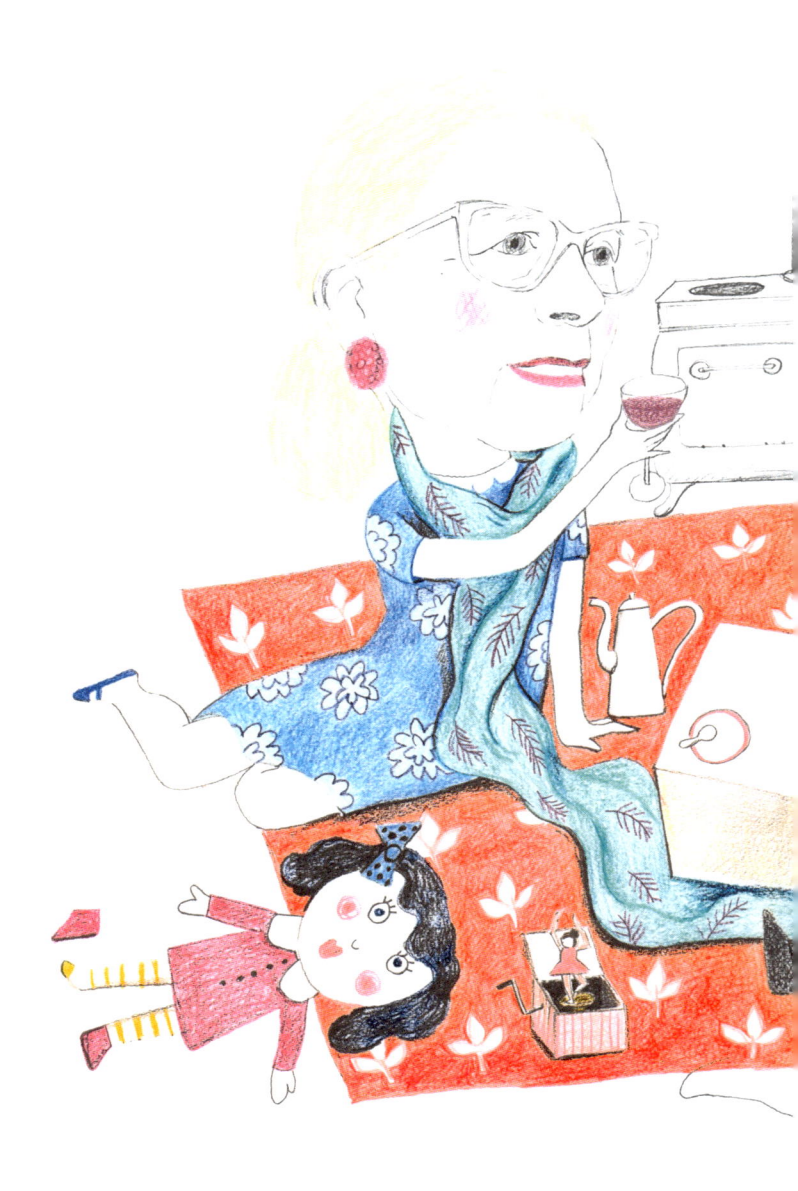

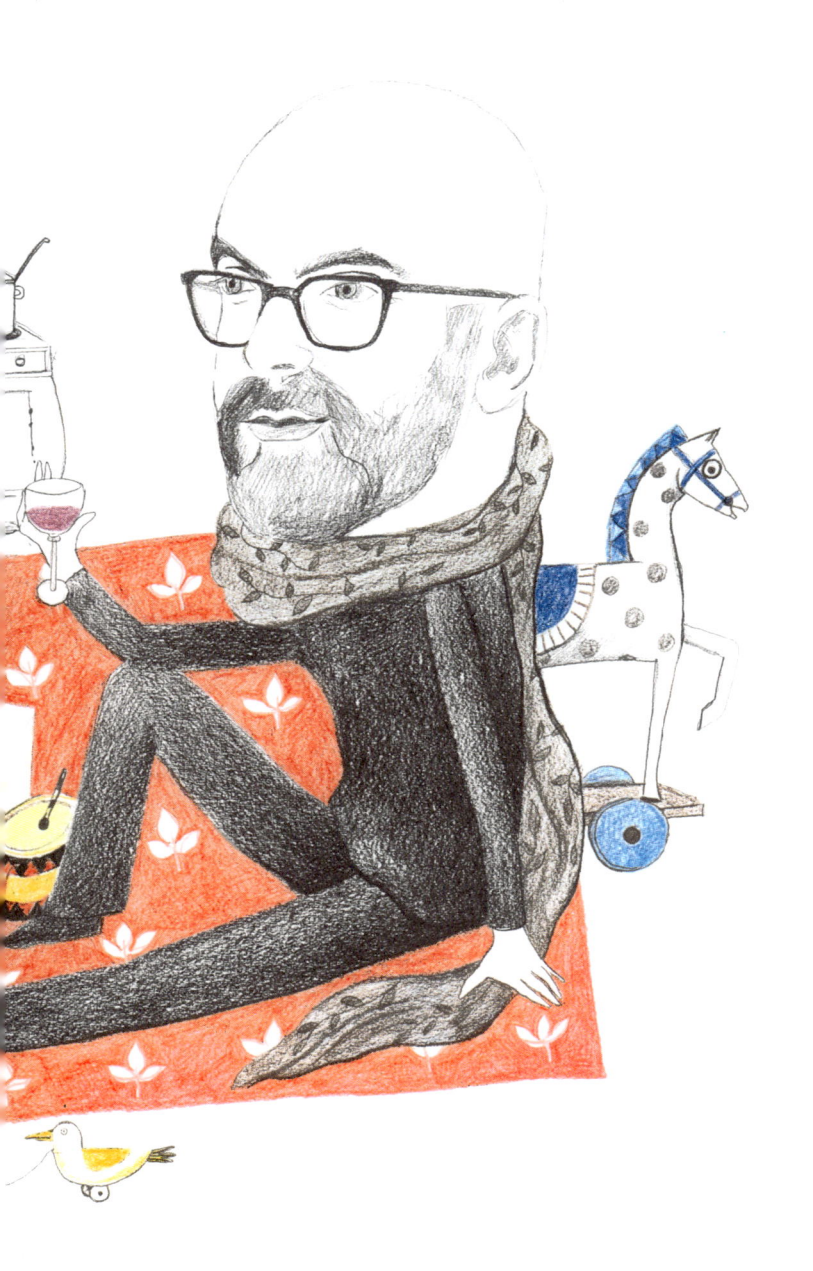

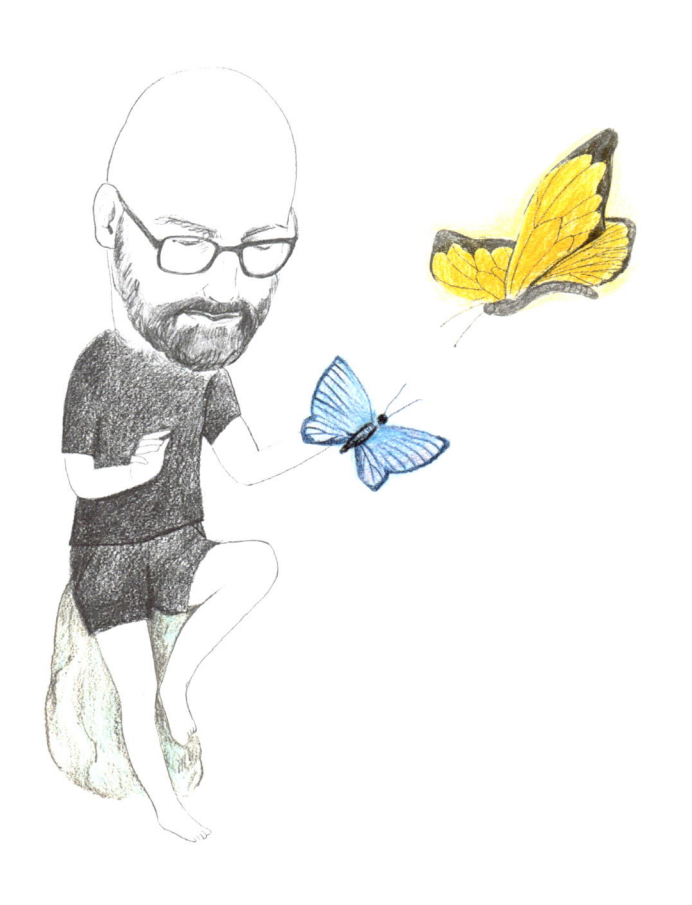

Ficar para tio parece, a dada altura, obrigar-nos a uma inversão destes papéis.

Quase ouço as minhas irmãs dizerem: não casaste, agora tomas conta da mãe e mais destas tarefas.

Se a luz está paga, a água, é preciso refilar porque anda tudo caro, há uma porta que fecha mal, estiveram uns homens esquisitos à espreita, a senhora da mercearia não deu o troco certo, o cão ladra mais do que devia, era bom irmos a aldeia ver assuntos e ver pessoas. Gostaríamos tanto de ir de férias. Ai, queríamos tanto ir outra vez a Santiago de Compostela e aos Açores. Já nem vamos a Guimarães falar às tias. Qualquer dia, ainda nos ferram.

Quem não casa deixa de ter irmãos. Só tem patrões.

Viramos uma central de atendimento ao público. Depois, espantam-se: ah, eu pensei que isso já tinha passado, pensei que estava arranjado, naquele dia achei que a doutora já anunciaria a cura, eu até fiz uma sopa, no mês passado até fomos de carro ao Porto, jantámos em modo chique e tudo.

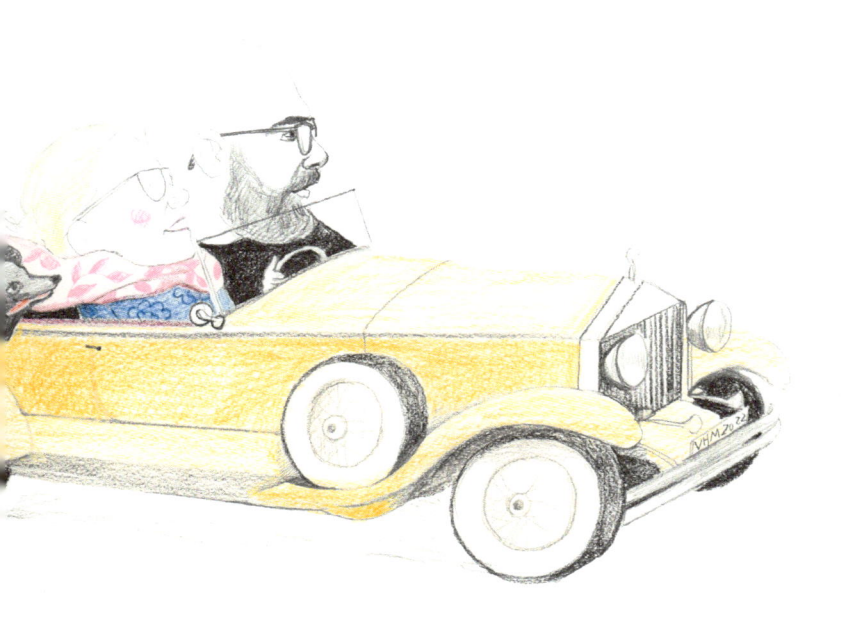

Só gostamos de quem tem cães pequenos. Odiamos bicharocos grotescos tratados como seres delicados. O nosso Crisóstomo, que é lingrinhas, corre sempre perigo com cães musculados que as pessoas insistem em garantir que não fazem mal a uma mosca.

Deitam-nos as patas ao peito e atiram-nos ao chão, podemos cair e partir os ossos da bacia. Porque temos bacias dentro do corpo. Somos todos estranhos e feitos de melindres.

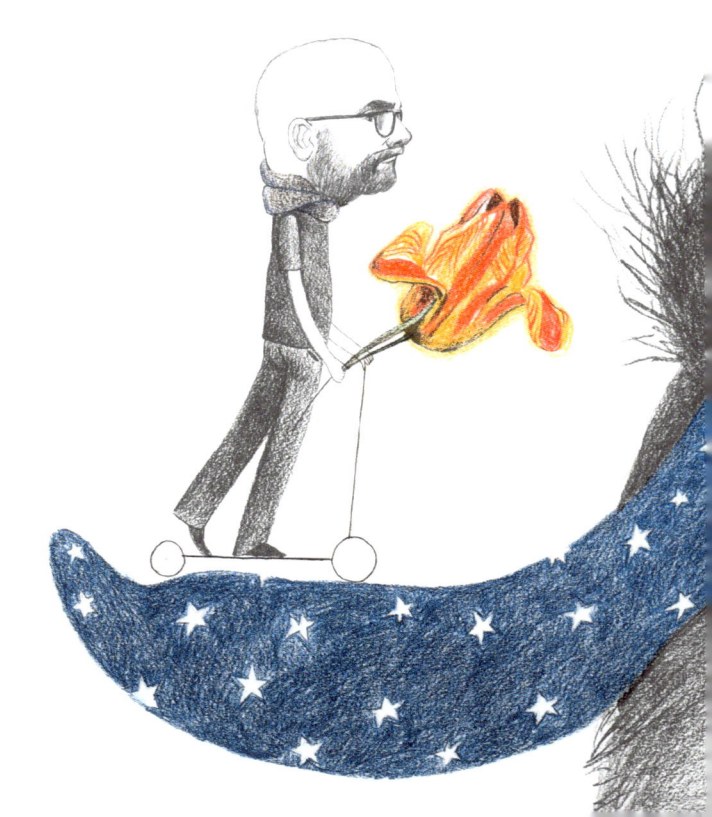

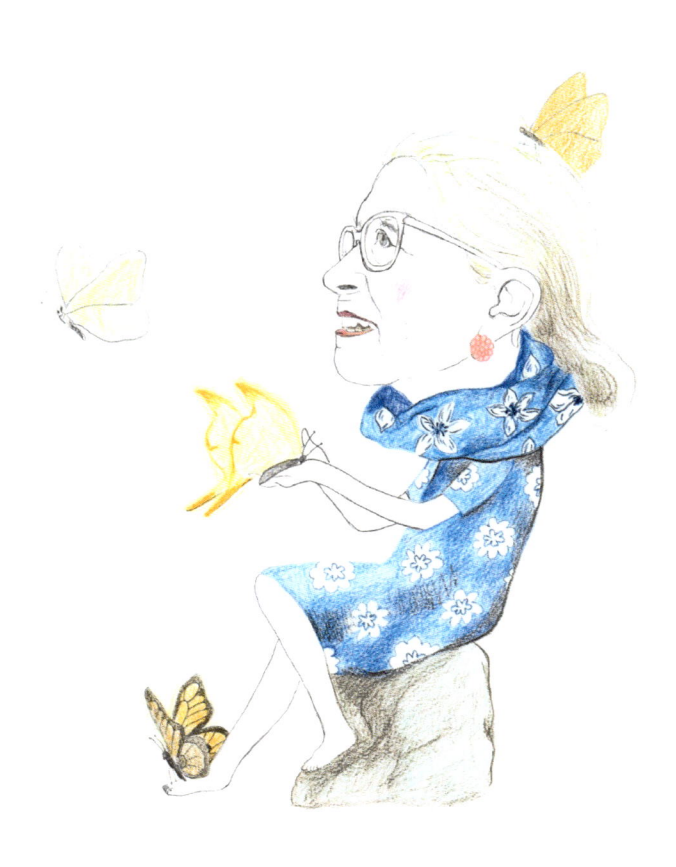

Quando passamos a ser pais das nossas mães, tornamo-nos exigentes e cansamo-nos por qualquer necessidade. Ao contrário de quem é pai de filhas, nós corremos absolutamente contra o tempo, o corpo, os preconceitos, as cores adequadas para a idade. Somos centrais telefónicas aflitas. Queremos sempre que chegue a primavera, o verão, que haja sol e aqueçam os dias, para descermos à marginal a reparar nas pessoas que também são puxadas por cães pequenos.

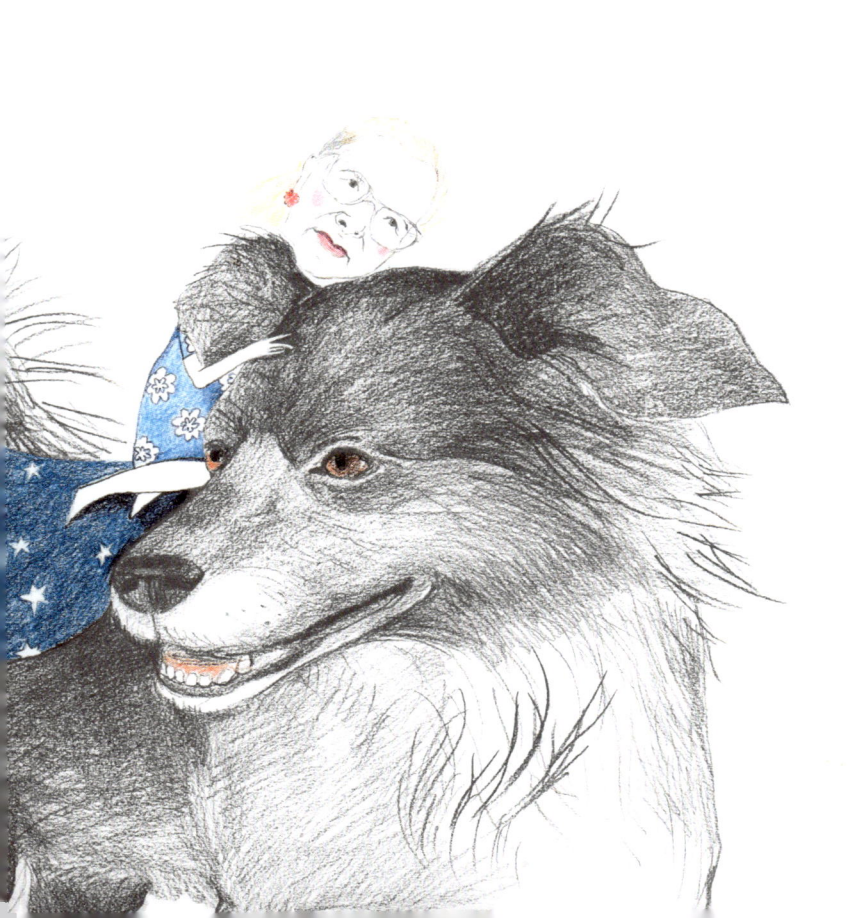

Passeamos com os cães na marginal e o que nos aproveita mesmo é o sol. A minha mãe adora sol. Melhora de tudo. Com os seus lenços ao pescoço fica lindíssima. E isso compensa. Recompensa.

Comemos o sol. Somos, sem grande segredo, seres que comem o sol. Por isso, entre as angústias, sorrimos.

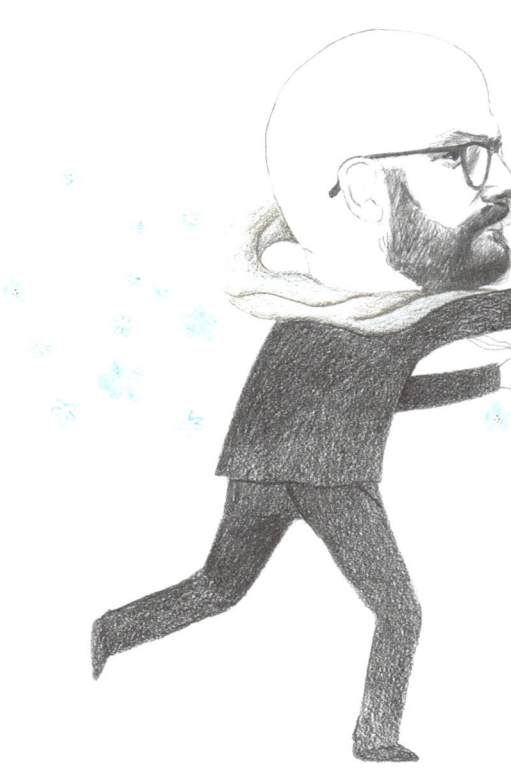

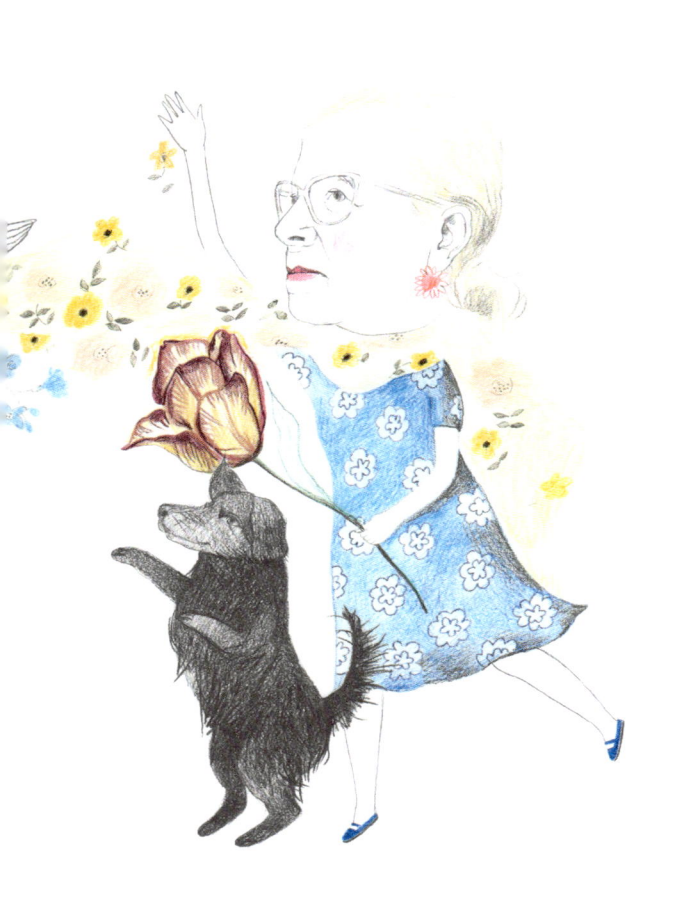

Queremos um Ministério do Estado que mande acabar com a ventania na nossa terra e que não deixe ser muito inverno. Achamos que tanta ciência e tanta conversa já deviam ter curado o mundo dessa maleita climática. Eu e a minha mãe só queremos ficar em sossego e a mandar vir. Estamos os dois muito bem para comer um sorvete, beber uma água e dizer malandrices, que acabo de ver numa revista que quem diz malandrices é mais sincero e honesto. Quando nos pomos a ver o mar, o Crisóstomo a correr de maluco, só fazemos declarações bombásticas, como: o abelhudo das pestanas grandes ficou outra vez a dormir na areia. E a minha mãe responde: ai, o palerma. Somos, em segredo, uns bisbilhoteiros. Temos teorias para qualquer assunto. Arranjamos soluções para o maior dos problemas que os outros possam ter. Fazemos uma dupla brilhante.

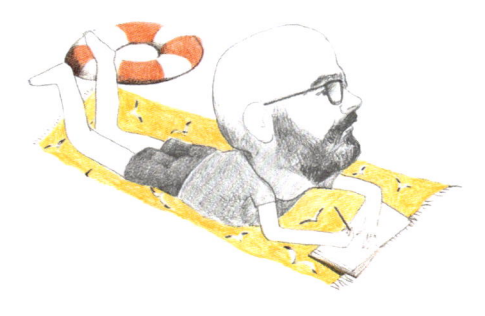

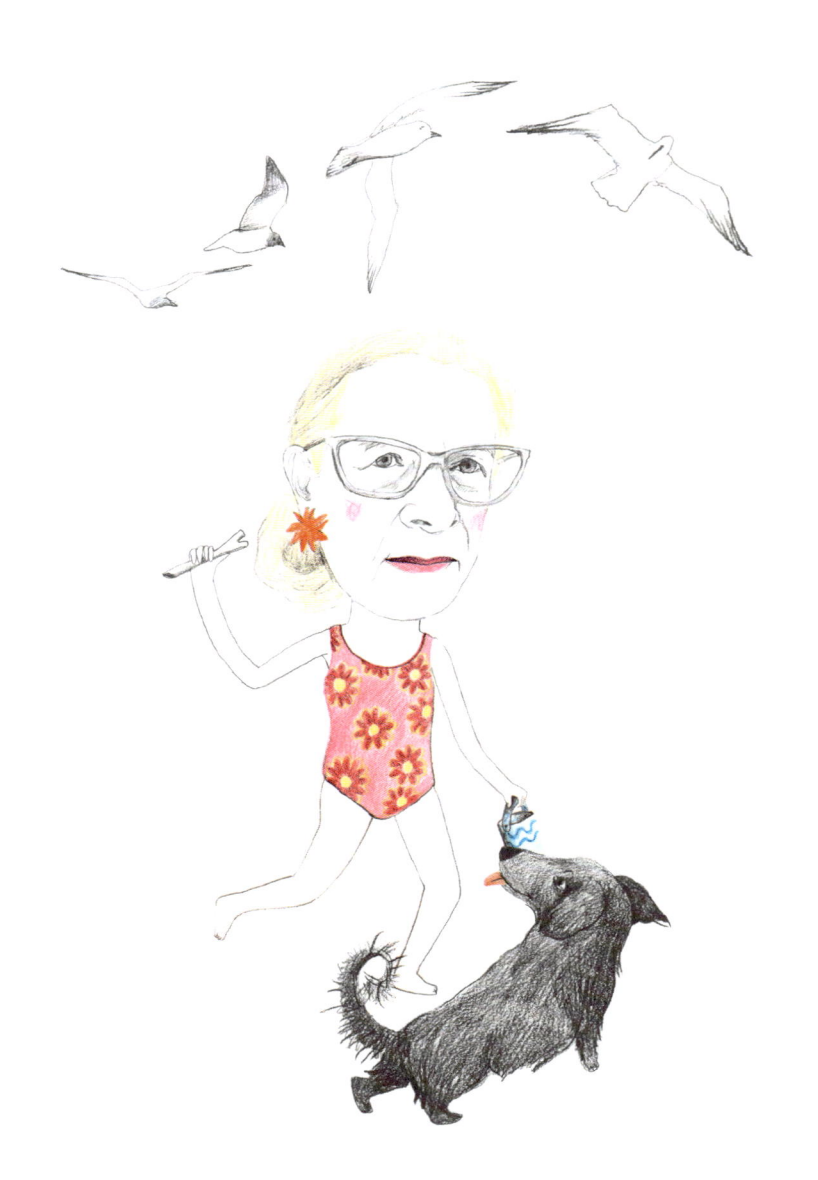

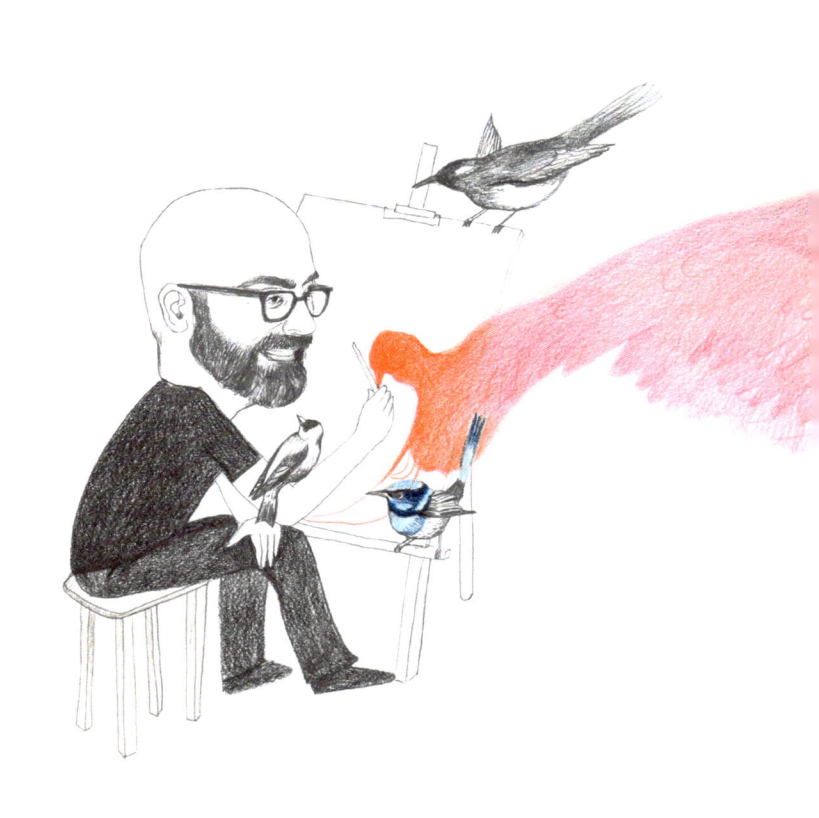

Quando era menino, tive medo de perdermos tudo e ficarmos a dormir na areia também. Quem cuida de nós faz o que pode para nos salvar de dormir ao relento. Eu não consigo esquecer que alguém lutou sempre para me salvar. Por isso, quero salvações para retribuir. E quero que acabem pandemias e invasões, que acabem os empurrões nos passeios e que acabem as cebolas, que eu odeio cebola, e quero que passem mais filmes bonitos na televisão para que a minha mãe veja e diga: ai, que bonito.

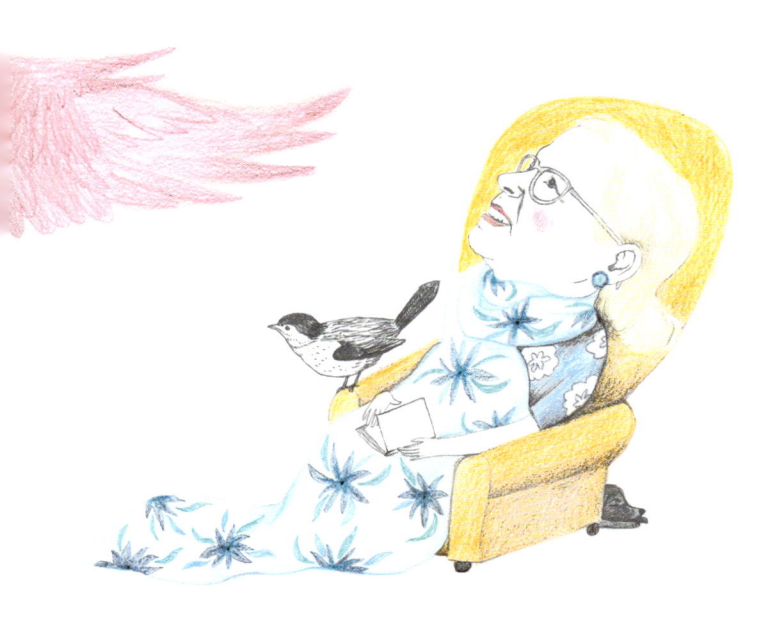

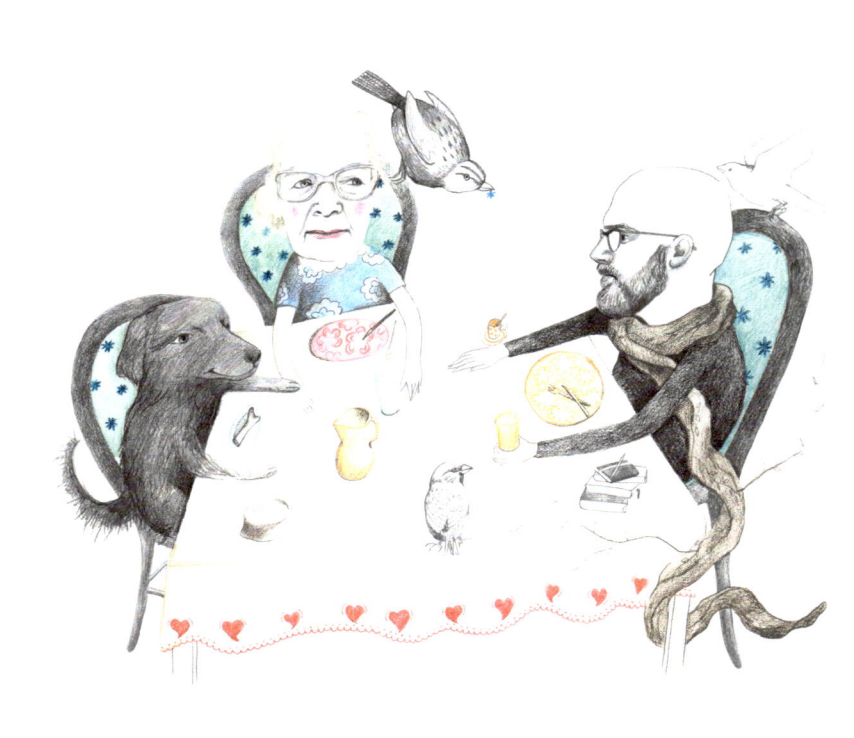

E para que depois, enquanto estamos a jantar as nossas quinoas e abacates todos modernos, ela me conte: vi um filme que tinha uma senhora que ia viajar para ver o Rio de Janeiro e acabou por saltar no mar e passou a viver na testa de uma baleia.

    E eu haveria de dizer: ui, coitadinha.

Antes de dormir, pergunto se os meus irmãos telefonaram, o que disseram, quanta alegria podem trazer. E, então, adiamos para o dia seguinte as brincadeiras, outros passeios e mais guloseimas e risos. Digo-lhe: se te derem os nervos, se te der medo do escuro ou saudades, chama por mim. Nem que seja para dizermos mais malandrices, que sinto bem que elas nos fazem rir e educam sempre para a honestidade de gostarmos muito, muito um do outro. Ela jura que sim. Raramente me chama. Dorme em sossego. A minha mãe, que é a minha única filha, é muitíssimo bem-comportada.

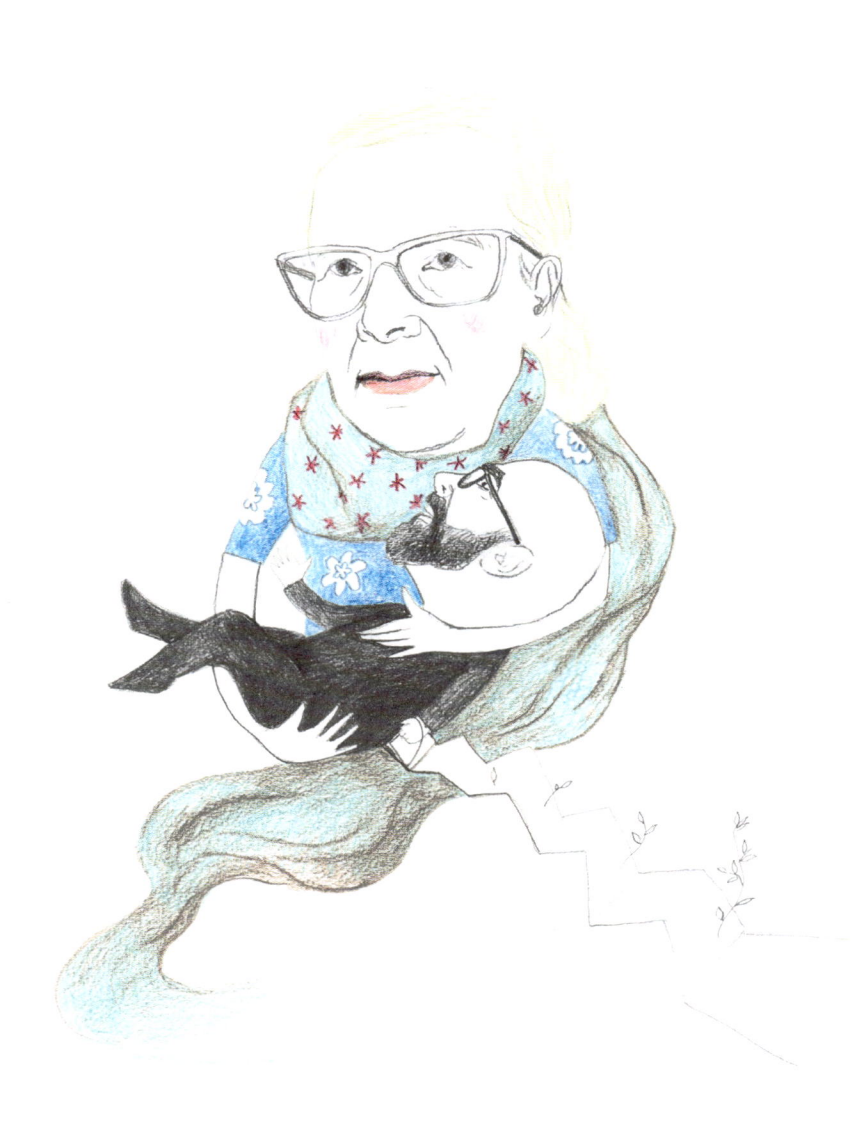

Nota do autor

Este texto, publicado há anos como crónica num jornal, regressa a mim pela mão de uma infinidade de pessoas que o encontram na vasta rede virtual e a ele reagem com a ternura que muito me honra. O seu regresso constante, subitamente, tornou clara aos meus olhos a sua peculiaridade, a força íntima mas universal que contém, e colocou-se-me irresistível a ideia de o levantar a um livro, feito numa festa que representa genuinamente os dias que procuro ter com a minha mãe.

Importa que, em pequenos detalhes, todas as pessoas que amam se sintam retribuídas pelo mais ínfimo sinal de carinho ou gratidão. Creio que é por isso que esta narrativa simples persiste a enternecer tantos leitores. Porque tanta gente se revê na necessidade de justificar tudo, mesmo que através da mais discreta prova que elas, também, são destino do afecto.

Não pude imaginar este livro senão iluminado pela Evelina Oliveira. Eu sabia que ela me daria um dos mais preciosos presentes da minha vida, a deslumbrante imitação de nossas brincadeiras, nosso mundo das alegrias possíveis, nosso carinho tão grato e importante um pelo outro.

V.H.M.

VALTER HUGO MÃE é um dos mais destacados autores portugueses da atualidade. Sua obra está traduzida em muitas línguas, merecendo um prestigiado acolhimento em países como a Alemanha, a Espanha, a França ou a Croácia.

Publicou os romances: *Homens imprudentemente poéticos*; *A desumanização*; *O filho de mil homens*; *a máquina de fazer espanhóis* (Grande Prémio Portugal Telecom Melhor Livro do Ano e Prémio Portugal Telecom Melhor Romance do Ano); *o apocalipse dos trabalhadores*, *o remorso de baltazar serapião* (Prémio Literário José Saramago), *o nosso reino* e *As doenças do Brasil*.

Escreveu alguns livros para todas as idades, entre os quais: *Contos de cães e maus lobos*, *O paraíso são os outros*, *As mais belas coisas do mundo* e *Serei sempre o teu abrigo*. E o livro de memórias *Contra mim*. A sua poesia encontra-se reunida no volume *Publicação da mortalidade*.

Outras informações sobre o autor podem ser encontradas na sua página oficial do Facebook.

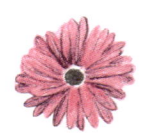

Este livro, composto na fonte Silva,
foi impresso em papel Offset 150 g/m², na gráfica Ipsis.
São Paulo, Brasil, maio de 2023.